BEI GRIN MACHT SICH IHR WISSEN BEZAHLT

- Wir veröffentlichen Ihre Hausarbeit,
  Bachelor- und Masterarbeit

- Ihr eigenes eBook und Buch -
  weltweit in allen wichtigen Shops

- Verdienen Sie an jedem Verkauf

Jetzt bei www.GRIN.com hochladen und kostenlos publizieren

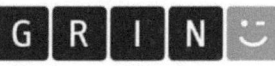

Bibliografische Information der Deutschen Nationalbibliothek:

Die Deutsche Bibliothek verzeichnet diese Publikation in der Deutschen National-
bibliografie; detaillierte bibliografische Daten sind im Internet über http://dnb.d-
nb.de/ abrufbar.

Impressum:

Copyright © 2016 GRIN Verlag, Open Publishing GmbH
Druck und Bindung: Books on Demand GmbH, Norderstedt Germany
ISBN: 9783668489813

Dieses Buch bei GRIN:

http://www.grin.com/de/e-book/369675/wie-sinnvoll-ist-die-grippeschutzimpfung-
als-praeventionsmassnahme-in-deutschland

Jannik Müller

Wie sinnvoll ist die Grippeschutzimpfung als Präventionsmaßnahme in Deutschland?

Eine Kosten-Effektivitäts-Analyse auf Grundlage der Daten der Grippesaison 2014/15

GRIN Verlag

GRIN - Your knowledge has value

Der GRIN Verlag publiziert seit 1998 wissenschaftliche Arbeiten von Studenten, Hochschullehrern und anderen Akademikern als eBook und gedrucktes Buch. Die Verlagswebsite www.grin.com ist die ideale Plattform zur Veröffentlichung von Hausarbeiten, Abschlussarbeiten, wissenschaftlichen Aufsätzen, Dissertationen und Fachbüchern.

Besuchen Sie uns im Internet:

http://www.grin.com/

http://www.facebook.com/grincom

http://www.twitter.com/grin_com

Akkon Hochschule für Humanwissenschaften

B.A. Gesundheits- und Pflegemanagement
Modul 13: Public Health
Sommersemester 2016

Hausarbeit

Wie sinnvoll ist die Grippeschutzimpfung als Präventionsmaßnahme in Deutschland?

Eine Kosten-Effektivitäts-Analyse auf Grundlage der Daten der Grippesaison 2014/15.

Jannik Müller

Inhaltsverzeichnis

1. Einleitung 3

2. Gesundheitsökonomische Grundlagen 4

3. Epidemiologie der Influenza in Deutschland 5

   3.1 Influenza-assoziierte Arztbesuche (Erkrankungen, ambulante Behandlungen) 6

   3.2 Influenza-assoziierte Krankenhauseinweisungen (stationäre Behandlungen) 6

   3.3 Influenza-assoziierte Arbeitsunfähigkeiten und Pflegebedürftigkeiten 6

4. Berechnung der durch Influenza verursachten Kosten 7

   4.1 Kosten für das Gesundheitswesen 7

      4.1.1 Kosten für ambulante Behandlungen (unkomplizierter Verlauf) 7

      4.1.2 Kosten für stationäre Behandlungen (komplizierter Verlauf) 8

   4.2 Indirekte Kosten für die Volkswirtschaft 9

5. Berechnung der durch die Grippeschutzimpfung anfallenden Kosten 10

   5.1 Grippeschutzimpfung in Deutschland 10

      5.1.1 Impfstoffe 10

      5.1.2 Impfempfehlungen 11

      5.1.3 Impfquoten 11

   5.2 Kosten für die Grippeschutzimpfung 12

   5.3 Kosten für Nebenwirkungen von Grippeschutzimpfungen 13

6. Berechnung der durch die Grippeschutzimpfung eingesparten Kosten 14

   6.1 Eingesparte Kosten durch verhinderte ambulante Behandlungen 14

   6.2 Eingesparte Kosten durch verhinderte stationäre Behandlungen 14

   6.3 Eingesparte Kosten durch verhinderte Arbeitsunfähigkeiten 15

7. Kosten-Effektivitäts-Analyse für Deutschland (real) in der Saison 2014/15 (Zwischenfazit) 15

8. Kosten-Effektivitäts-Analyse für Deutschland (Muster) auf Grundlage der Saison 2014/15 17

   8.1 Altersgruppe der 0- bis 14-Jährigen 18

      8.1.1 Kosten-Effektivitäts-Analyse 18

      8.1.2 Kosten-Effektivität in Abhängigkeit von der Impfeffektivität 19

      8.1.3 Kosten-Effektivität in Abhängigkeit von den Impfkosten bei durchschnittlicher Impfeffektivität 20

   8.2 Altersgruppe der 15- bis 59-Jährigen 21

      8.2.1 Kosten-Effektivitätsanalyse 21

      8.2.2 Kosten-Effektivität in Abhängigkeit von der Impfeffektivität 22

   8.3. Altersgruppe ab 60 Jahren 23

      8.3.1 Kosten-Effektivitätsanalyse für die Saison 2014/15 23

      8.3.2 Kosten-Effektivität in Abhängigkeit von der Impfeffektivität 24

8.3.3 Kosten-Effektivität in Abhängigkeit von den Impfkosten bei durchschnittlicher
Impfeffektivität.. 25

9. Fazit... 25

9.1 Schlussfolgerungen 25

9.2 Schwächen dieser Arbeit... 27

10. Literaturverzeichnis.. 28

11. Abbildungsverzeichnis 33

12. Tabellenverzeichnis... 34

1. Einleitung

Die Influenza, auch Grippe genannt, ist eine durch Influenza-Viren übertragene Infektionserkrankung. Die Übertragung der Krankheitserreger erfolgt meist über Tröpfcheninfektion, kann jedoch auch indirekt über den Kontakt der Hände mit kontaminierten Oberflächen und anschließender Berührung der Schleimhäute im Nasen-Rachen-Raum erfolgen. Die Inkubationszeit beträgt 1-4 Tage. Erkrankte scheiden die Erreger über einen Zeitraum von 3-5 Tagen aus. Eine Influenza-Infektion zeigt sich durch Symptome wie Fieber, Husten, Halsschmerzen, Kopf- und Gliederschmerzen sowie ein allgemeines Krankheitsgefühl und kann tödlich verlaufen.[1] Eine Infektion mit Influenza-Viren ist nach labortechnischem Nachweis laut Infektionsschutzgesetz meldepflichtig.

Das Influenza-Virus besteht aus den Virustypen A und B, weiteren Subtypen (z.B. H1N1 oder H3N2) und deren Variationen. Jede Saison ist das Influenza-Virus durch eine andere Zusammensetzung der Virustypen, Subtypen und deren Variationen charakterisiert.[2] Eine Saison dauert meistens von der 40. KW des Vorjahres bis zur 20. KW des aktuellen Jahres. Der Zeitraum tatsächlich erhöhter Influenzaaktivität wird als Influenzawelle bezeichnet.

Zur Prävention einer Influenza-Infektion gibt es die jährlich neu zusammengesetzte Grippeschutzimpfung, die von der Ständigen Impfkommission (STIKO) für bestimmte Personengruppen empfohlen ist. Dabei ist es jedoch umstritten, ob die Impfung tatsächlich wirkungs- und sinnvoll ist.

In der vorliegenden Arbeit soll für die Grippeschutzimpfung eine Kosten-Effektivitäts-Analyse auf Grundlage der Saison 2014/15 durchgeführt werden. Dabei sollen einerseits Kosten für die Impfung und entstehende Nebenwirkungen als auch andererseits Kosten für die ambulante und stationäre Behandlung sowie Influenza-assoziierte Arbeitsunfähigkeiten berücksichtigt werden. Als Ergebnisgröße wurden die durch die Grippeschutzimpfung zusätzlich aufgewendeten oder eingesparten Kosten je verhinderter Influenza-Infektion gewählt. Dies wird zunächst für die tatsächlich verabreichten Impfungen in der Saison 2014/15 durchgeführt, bevor anschließend auf Grundlage dieser Daten das tatsächliche Effektivitätspotenzial der Grippeschutzimpfung in einer Muster-Kosten-Effektivitäts-Analyse errechnet wird.

Titel und Forschungsfrage dieser Arbeit lauten daher:

Wie sinnvoll ist die Grippeschutzimpfung als Präventionsmaßnahme in Deutschland?

Eine Kosten-Effektivitäts-Analyse auf Grundlage der Daten der Grippesaison 2014/15.

---

[1] Vgl. RKI - AGI (2015a), S. 11.
[2] Vgl. RKI - AGI (2015a), S. 13.

2. Gesundheitsökonomische Grundlagen

Die gesundheitsökonomische Evaluation ist ein Verfahren zur Beurteilung von medizinischen Interventionen. Dabei sollen neue und alternative Behandlungsmöglichkeiten (oder sonstige Maßnahmen) auf Vorteile gegenüber Alternativen geprüft werden. Als Vergleichsalternativen zu der neu zu prüfenden Intervention können die Nichtintervention, die übliche Intervention, die effektivste sowie die kosten-effektivste Intervention dienen.[3] Für die gesundheits-ökonomische Evaluation stehen verschiedene Analysen, wie die Kosten-Minimierungs-Analyse, die Kosten-Effektivitäts-Analyse, die Kosten-Nutzwert-Analyse sowie die Kosten-Nutzen-Analyse zur Verfügung. Da es jedoch zur Grippeschutzimpfung keine Alternativen gibt, erscheint hier eine Kosten-Effektivitäts-Analyse besonders sinnvoll.

Kosten werden hierbei in monetären Einheiten gemessen, Effekte in natürlichen Einheiten. Effekte als Maß des Behandlungserfolgs sind in der Regel gewonnene Lebenseinheiten oder Veränderung von Blutwerten, etc. Bei präventiven Maßnahmen, wie es die Grippeschutzimpfung ist, bietet es sich jedoch an als Effektivitätsmaß die Zahl der verhinderten Erkrankungen heranzuziehen.[4]

Als Ergebnis der Kosten-Effektivitäts-Analyse wird das Kosten-Effektivitäts-Verhältnis berechnet, das entweder die zusätzlichen Kosten der Präventionsmaßnahme pro verhinderter Erkrankung oder die durch die Präventionsmaßnahme eingesparten Kosten pro verhinderter Erkrankung angibt. Stehen verschiedene Präventionsmaßnahmen zur Verfügung, so ist die mit dem besseren Kosten-Effektivitäts-Verhältnis zu wählen.

Da es zur Grippeschutzimpfung jedoch keine Alternativen gibt, so ist als Vergleichsalternative die Nichtintervention zu wählen. Da eine Präventionsmaßnahme zudem fakultativ ist, kann das Ergebnis der Kosten-Effektivitäts-Analyse einen Hinweis darauf geben, ob die Maßnahme durchgeführt werden sollte oder nicht.

---

[3] Vgl. Icks et al. (2010), S. 919.
[4] Vgl. Stoppacher (2008), S. 20.

3. Epidemiologie der Influenza in Deutschland

In der Grippesaison 2014/2015 wurden insgesamt 70.247 Influenza-Fälle labortechnisch bestätigt.[5] Dies waren deutlich mehr als das Zehnfache der Erkrankten in der Vorsaison 2013/14 (6.257 Fälle).[6] Vergleicht man dies jedoch mit den Zahlen der vorherigen Saisons 66.091 (2012/2013)[7], 9.432 (2011/2012)[8], 41.000 (2010/2011)[9] und 225.729 (2009/2010)[10], so fällt auf, dass die Anzahl der Fälle sehr stark schwankt. Die Gründe hierfür sind u.a. eine unterschiedlich starke Virenaktivität und -mutation, sowie eine unterschiedlich hohe Impfeffektivität. Zu beachten ist auch, dass diese Zahlen lediglich die Anzahl der labortechnisch gesicherten und nach IfSG §7 gemeldeten Influenza-Erkrankungen darstellen. Tatsächlich ist von einer deutlich höheren Zahl auszugehen (s. unten).

Das Robert-Koch-Institut (RKI) bildet die Arbeitsgemeinschaft Influenza (AGI) als Gemeinschaft von 573 Sentinelpraxen in ganz Deutschland, die Daten aufzeichnen und an das RKI senden.[11] Anhand dieser Daten und der von diesen Praxen versorgten Bevölkerung können die Daten auf die Gesamtbevölkerung hochgerechnet werden. Dabei wird die Zahl der Influenza-Infektionen als Abweichung vom Basiswert der Arztbesuche mit einer Akuten Respiratorischen Erkrankung (ARE) errechnet. Diese Zahl der influenza-assoziierten Exzess-Konsultationen bietet damit die genauste Schätzung für Erkrankungszahlen, wobei die Zahl der Erkrankungen und der ambulanten Behandlungen somit identisch ist. Analog lässt sich dies auch auf influenza-assoziierte Arbeitsunfähigkeiten und Krankenhausaufenthalte anwenden.[12]

Da das RKI die epidemiologischen Daten lediglich nach Alter unterscheidet und keine expliziten Daten für Risikogruppen vorliegen, soll in dieser Arbeit die Kosten-Effektivitäts-Analyse an drei verschiedenen Altersgruppen durchgeführt werden:

Kinder (0-14 Jahre), Erwachsene (15-59 Jahre) und Senioren (ab 60 Jahre), die zudem die größte Risikogruppe darstellen.

---

[5] Vgl. RKI - AGI (2015a), S. 31.
[6] Vgl. RKI - AGI (2014), S. 29.
[7] Vgl. RKI - AGI (2013), S. 29.
[8] Vgl. RKI - AGI (2012), S. 27.
[9] Vgl. RKI - AGI (2011), S. 27.
[10] Vgl. RKI - AGI (2010), S. 11.
[11] Vgl. RKI - AGI (2015a), S. 21.
[12] Vgl. ebd., S. 17f.

3.1 Influenza-assoziierte Arztbesuche (Erkrankungen, ambulante Behandlungen)

Während der Influenzawelle in der Saison 2014/2015 von der 2. bis 16. Kalenderwoche 2015 wurden etwa 6,2 Mio. Exzess-Konsultationen geschätzt.[13] Die Periodenprävalenz für Influenza bezogen auf den Zeitraum der Influenzawelle beträgt also etwa 7,5% der Gesamtbevölkerung.

Auf einzelne Bevölkerungsgruppen nach Altersstruktur ergaben sich folgende Daten: 370.000 Säuglinge und Kleinkinder (0-4 Jahre), 680.000 Schulkinder (5-14 J.), 1.500.000 junge Erwachsene (15-34 J.), 2.700.000 Erwachsene (35-59 J.) und 900.000 Senioren ab 60 Jahren.[14]

3.2 Influenza-assoziierte Krankenhauseinweisungen (stationäre Behandlungen)

In der Saison 2014/15 gab es laut RKI etwa 31.000 Influenza-bedingte Krankenhauseinweisungen durch einen schweren Erkrankungsverlauf.[15] Diese verteilten sich wie folgt auf die folgenden Altersgruppen: 1.700 Säuglinge und Kleinkinder (0-4 Jahre), 910 Schulkinder (5-14 J.), 2.800 junge Erwachsene (15-34 J.), 8.500 Erwachsene (35-59 J.) und 17.000 Senioren ab 60 Jahren.[16]

3.3 Influenza-assoziierte Arbeitsunfähigkeiten und Pflegebedürftigkeiten

Bei den etwa 6,2 Mio. Influenza-assoziierten Arztbesuchen wurden insgesamt etwa 3,1 Mio. Arbeitsunfähigkeiten ausgestellt. Dabei entfielen 1,1 Mio. Arbeitsunfähigkeiten auf die Altersgruppe der 15- bis 34-Jährigen und 2 Mio. Arbeitsunfähigkeiten auf die 35- bis 59-Jährigen.[17]

Hinzu kommt noch der durch Influenza verursachte Bedarf an häuslicher Pflege. Hiervon waren etwa 347.000 Kinder und 300.000 Personen ab 60 Jahren betroffen.[18]

---

[13] Vgl. RKI - AGI (2015a), S. 11.
[14] Vgl. ebd., S. 39.
[15] Vgl. ebd., S. 11.
[16] Vgl. ebd., S. 40.
[17] Vgl. ebd.
[18] Vgl. ebd.

4. Berechnung der durch Influenza verursachten Kosten

4.1 Kosten für das Gesundheitswesen

Im Folgenden sollen nun zunächst die Kosten für die Behandlung der Influenza-Infektionen berechnet werden. Dabei wird zwischen einem unkomplizierten Verlauf und der Notwendigkeit einer ambulanten ärztlichen sowie medikamentösen Behandlung und einem komplizierten Verlauf, der einen stationären Krankenhausaufenthalt erfordert, unterschieden. Für die Berechnung dieser Kosten kann nur eine unzureichende Datenlage zugrunde gelegt werden. Die letzte Darstellung der Krankheitskosten nach Diagnosen der Gesundheits-berichterstattung des Bundes (GBE) stammt aus dem Kalenderjahr 2008. Nicht berücksichtigt werden hier die Kosten, die für eine häusliche pflegerische Versorgung der durch Influenza entstandenen Pflegebedürftigkeiten anfallen. Der Grund hierfür liegt in einer nicht vorhandenen Datengrundlage für diese Kosten.

4.1.1 Kosten für ambulante Behandlungen (unkomplizierter Verlauf)

Laut GBE verursachte die Grippe für das Jahr 2008 Kosten im ambulanten Bereich in Höhe von 41 Mio. Euro.[19] Bei einer Anzahl von ca. 1,2 Mio. influenza-assoziierten Arztbesuchen in der Saison 2007/2008 verursachte die Influenza demnach Kosten in Höhe von 34,17 Euro/Fall.[20]

Im Folgenden soll nun versucht werden die Kosten für die Saison 2014/15 näherungsweise zu bestimmen. Zur Diagnostik ist in der Regel bei bekannter gesteigerter Influenzaaktivität eine klinische Untersuchung und Anamnese des Patienten ausreichend. So können laut GOÄ für einen Arztbesuch folgende Kostenpunkte (je im 2,3fachen Satz) abgerechnet werden:[21]

Eingehende Beratung: 20,10 Euro

Vollständige körperliche Untersuchung des HNO-Bereichs: 13,41 Euro

Die Behandlung erfolgt in der Regel symptomatisch mit Analgetika, Mukolytika, Antitussiva, etc. Diese sind in der Regel nicht verschreibungspflichtig und werden ab dem 13. Lebensjahr nicht mehr von der gesetzlichen Krankenversicherung übernommen.[22] Für diese Medikamente sollen pauschal 10 Euro/Fall veranschlagt werden.

Hinzu kommen Ausgaben für Antibiotika, die fälschlicherweise verordnet wurden. Hierbei ist bei bis zu 14Jährigen von einer 34%igen Wahrscheinlichkeit einer Antibiotikaverordnung auszugehen, bei 15-64jährigen von einer 45%igen Wahrscheinlichkeit und bei den über

---

[19] Vgl. Statistisches Bundesamt (2016b).
[20] Vgl. RKI - AGI (2008), S.18.
[21] Vgl. Landesärztekammer Baden-Württemberg (2002), Anhang, S.1f.
[22] Vgl. Bundesministerium für Gesundheit (2016)

64jährigen von einer 57%igen Wahrscheinlichkeit.[23] Diese Angaben sollen ohne Veränderung auf die in dieser Arbeit untersuchten Altersgruppen 0-14 Jahre, 15-59 Jahre und ab 60 Jahren übernommen werden. Für eine Behandlung mit Antibiotika soll abzüglich der Zuzahlung pauschal von Kosten in Höhe von 10 Euro ausgegangen werden (Kinder 15 Euro, da hier keine Zuzahlung zu leisten ist).

Hinzu kommen Abrechnungen für Nasen-Rachen-Abstriche und Laboruntersuchungen auf Influenzaviren. Laut RKI wurden 39% der eingesandten Proben positiv getestet.[24] Bei 72.000 bestätigten Infektionen ist von ca. 185.000 Abstrichen auszugehen. Bei 5,2 Mio. Arztbesuchen ist also bei 3,55% aller Patienten ein Abstrich erfolgt. Laut GOÄ liegen die Kosten dafür bei 5,36 Euro für den Abstrich (im 2,3fachen Satz) und für eine PCR 37,88 Euro (im 1,3 fachen Satz), insgesamt also bei 40,24 Euro und pro Fall durchschnittlich bei 1,42 Euro.[25]

Somit ergeben sich näherungsweise Kosten je ambulanter Behandlung in Höhe von:

	0-14 Jahre	15-59 Jahre	Ab 60 Jahren
Beratung	20,10 Euro	20,10 Euro	20,10 Euro
Untersuchung	13,41 Euro	13,41 Euro	13,41 Euro
Medikamente	10,00 Euro	Selbstkosten	Selbstkosten
Antibiotika	5,10 Euro	4,50 Euro	5,70 Euro
Abstrich und Laboruntersuchung	1,42 Euro	1,42 Euro	1,42 Euro
Summe	**50,03 Euro**	**39,43 Euro**	**40,63 Euro**

Tabelle 1: Kosten für ambulante Behandlungen nach Altersgruppen

Vernachlässigt wurden hier die Kosten für die Behandlung mit Neuraminidaseinhibitoren, da über deren Verordnungen keine belastbaren Zahlen vorgefunden wurden.

Mit oben angegeben epidemiologischen Daten zu Influenza-bedingten Arztbesuchen, ergeben sich Gesamtkosten für die ambulante Behandlung in Höhe von 254,70 Mio. Euro.[26]

4.1.2 Kosten für stationäre Behandlungen (komplizierter Verlauf)

Für das Jahr 2008 sind Kosten für eine stationäre Behandlung der Grippe in Höhe von 10 Mio. Euro angefallen.[27] Bei ca. 4.500 Krankenhauseinweisungen, ergibt dies Kosten von ca. 2.222 Euro je stationärer Behandlung.[28]

---

[23] Vgl. Turner et al. (2003), S. 225.
[24] Vgl. RKI - AGI (2015a), S. 24.
[25] Vgl. Landesärztekammer Baden-Württemberg (2002), Anhang, S. 14 und S. 128.
[26] (370.000 + 680.000) Kinder*50,03 Euro + (1.500.000 + 2.700.000) Erwachsene*39,43 Euro + 900.000 Senioren*40,63 Euro = 254,70 Mio. Euro
[27] Vgl. Statistisches Bundesamt (2016b).
[28] Vgl. RKI - AGI (2008), S.21.

8

Bei einer Berechnung in Österreich ergaben sich für Erwachsende Kosten pro stationärer Behandlung in Höhe von 3.390,05 Euro und für Senioren ab 65 Jahren Kosten in Höhe von 3.529,94 pro stationärem Aufenthalt.[29]

Der Webgrouper der Uni Münster errechnet aktuell für die ICD-10-Diagnosen J.10 (Grippe mit Pneumonie, saisonale Influenzaviren nachgewiesen) und J.11 (Grippe mit Pneumonie, Viren nicht nachgewiesen) ein Basisentgelt von jeweils 2527,04 Euro für beide Geschlechter in allen Altersgruppen und ohne Beatmungszeit.[30] Dabei wurden keine weiteren Nebendiagnosen oder OPS-Codes codiert. Bei Komplikationen und einer Beatmungszeit von 25 Stunden erhöht sich das Basisentgelt bereits auf 7720,23 Euro.[31] Da bei älteren Menschen von einer erhöhten Komplikationsrate auszugehen ist, sollen näherungsweise für die stationäre Behandlung von Kindern und Erwachsenen Kosten in Höhe von 3.000 Euro/Fall und für Senioren ab 60 Jahren 3.500 Euro/Fall angenommen werden.

Mit den oben angegebenen epidemiologischen Daten zu Influenza-bedingten Krankenhauseinweisungen ergeben sich somit Gesamtkosten für die stationäre Behandlung in Höhe von 101,23 Mio. Euro.[32]

4.2 Indirekte Kosten für die Volkswirtschaft

Zusätzlich zu den direkten Kosten für die Behandlung von Influenza-Infektionen entstehen indirekte Kosten für die Volkswirtschaft. Diese Kosten lassen sich zum einen durch Lohnfortzahlungen im Krankheitsfall und zum anderen durch den Verlust an Arbeitsproduktivität errechnen. Die zweite Art der Berechnung ist jedoch besser geeignet, um Kosten abzubilden, die der Volkswirtschaft durch Arbeitsunfähigkeiten entstehen.

Die durchschnittliche Arbeitsproduktivität eines Arbeitnehmers liegt bei ca. 60.300 Euro pro Jahr. Dies entspricht 165,21 Euro pro Tag.[33] Laut Bundesministerium für Gesundheit beträgt die durchschnittliche Dauer einer Arbeitsunfähigkeit für eine Grippe mit nachgewiesenen Influenzaviren 7,4 Tage und für eine Grippe ohne nachgewiesene Influenzaviren 5,8 Tage.[34] Da nur selten ein Virusnachweis durchgeführt wird, soll hier von einer durchschnittlichen Arbeitsunfähigkeit von 6 Tagen ausgegangen werden. Damit ergeben sich durchschnittlich Kosten pro Arbeitsunfähigkeit in Höhe von 991,26 Euro. Laut RKI wurden in der Saison

---

[29] Vgl. Stoppacher (2008), S. 49.
[30] Vgl. DRG Research Group Universitätsklinikum Münster (2016).
[31] Vgl. ebd.
[32] (1.700+910+2.800+8.500) Kinder/Erwachsene*3.000 Euro + 17.000 Senioren*3.500 Euro = 101,23 Mio. Euro
[33] Vgl. Bundesanstalt für Arbeitsschutz und Arbeitsmedizin (2016), S. 1
[34] Vgl. Bundesministerium für Gesundheit (2014), S. 10.

2014/15 in der arbeitenden Bevölkerung bis 60 Jahre etwa 3,1 Mio. Arbeitsunfähigkeiten ausgestellt.[35] Somit ergeben sich hier Kosten in Höhe von insgesamt 3.027,72 Mio. Euro. Hinzu kommen Kosten für den Arbeitsausfall von Eltern, die aufgrund einer Erkrankung des Kindes nicht arbeiten. Laut Statistischem Bundesamt sind etwa 20% der Familienmodelle mit Kindern unter 18 Jahren Alleinerziehende[36], von denen wiederum 60% berufstätig sind.[37] Bei Paaren mit Kindern sind in insgesamt 54% der Fälle beide Elternteile aktiv erwerbstätig.[38] Auch hier soll von einer Dauer von 6 Tagen ausgegangen werden, sodass bei 347.00 betroffenen Kindern insgesamt weitere Kosten in Höhe von 189,87 Mio. Euro anfielen. Insgesamt ergeben sich somit Gesamtkosten für die Volkswirtschaft der Bundesrepublik Deutschland in Höhe von 3.217,59 Mio. Euro. Nicht berücksichtigt wurden hierbei die Kosten für Ausfälle von Arbeitnehmern ohne AU, Selbstständigen, Arbeitnehmern über 60 Jahren, sowie entstehende Kosten durch influenza-assoziierte Todesfälle.

5. Berechnung der durch die Grippeschutzimpfung anfallenden Kosten

5.1 Grippeschutzimpfung in Deutschland

5.1.1 Impfstoffe

Zur Prävention einer Influenza steht die Grippeschutzimpfung zur Verfügung. Die Zusammensetzung des Impfstoffes richtet sich nach der WHO, welche ständig die sich im Umlauf befindenden Influenzaviren untersucht und aufgrund der Virusstämme der vorherigen Influenzawellen versucht die wahrscheinlichsten Variationen für die folgende Grippesaison vorherzusagen. Da Influenzaviren einer hohen Mutationsrate unterliegen, ist es möglich, dass sich andere Virusvariationen gegenüber den erwarteten durchsetzen, oder sich das Virus im Verlauf einer Saison noch weiterentwickelt. Es stehen Impfstoffe gegen 3 Subtypen der Influenza zur intramuskulären Verabreichung und ein tetravalenter Impfstoffe gegen 4 Subtypen zur nasalen Verabreichung zur Verfügung.

Aus den genannten Gründen ist die Effektivität einer Impfung sehr unterschiedlich. Durchschnittlich liegt die Schutzwirkung bei Kindern zwischen 59 und 75%, bei gesunden Erwachsenen zwischen 59 und 67% und bei älteren Erwachsenen bei 41-63%.[39] Durch eine nachträgliche Mutation der Influenzaviren in der Saison 2014/15 erst nach Entwicklung der

---

[35] Vgl. RKI - AGI (2015a), S. 40.
[36] Vgl. Statistisches Bundesamt (2016a), S.122.
[37] Vgl. Statistisches Bundesamt (2010), S. 17.
[38] Vgl. Statistisches Bundesamt (2012), S. 37.
[39] Vgl. Bundeszentrale für gesundheitliche Aufklärung (2015), S. 2.

Impfstoffe betrug die Schutzwirkung der Grippeschutzimpfung für die Saison 2014/15 durchschnittlich lediglich 27%.[40]

5.1.2 Impfempfehlungen

Die Ständige Impfkommission (STIKO) empfiehlt die Grippeschutzimpfung für folgende Personengruppen:[41]

- Personen ab 60 Jahren
- alle Schwangeren, die während der Influenzasaison schwanger sind
- Personen mit erhöhter gesundheitlicher Gefährdung infolge eines Grundleidens (…)
- Bewohner von Alters- oder Pflegeheimen
- Personen mit erhöhter Gefährdung (z.b. medizinisches Personal)
- Personen, die als (…) Infektionsquelle für von ihnen betreute Risikopersonen fungieren können
- Personen mit direktem Kontakt zu Geflügel und Wildvögeln

5.1.3 Impfquoten

Die WHO fordert für die genannten Risikogruppen eine Impfquote von 75%.[42] Da jedoch die Hälfte der Betroffenen der Meinung ist, dass die Influenza-Impfung eine Erkrankung auslösen kann, liegen die Impfquoten in Deutschland deutlich niedriger. Zudem misstrauen knapp ein Viertel der über 60Jährigen der Impfung und weitere 20% halten Influenza für ungefährlich.[43] Folgende Tabelle zeigt Impfquoten und absolute Zahlen der Grippeimpfung bei für diese Arbeit relevanten Altersgruppen in Deutschland:

Altersgruppe	Absolute Zahl	Impfquote	Absolute Zahl Impfungen
Kinder bis 14 Jahre	ca. 10,9 Mio. [44]	4% [45]	ca. 440.000
Jugendliche und Erwachsene > 14 Jahre	ca. 71,3 Mio. [46]	28,5 % [49]	ca. 20.320.500
davon 15-59 Jahre	ca. 48,8 Mio.[47]	ca. 18,6%[50]	ca. 9.070.500
davon ab 60 Jahren	ca. 22,5 Mio.[48]	ca. 50%[51]	ca. 11.250.000
Gesamt	ca. 82,2 Mio.	-	ca. 20.760.500

Tabelle 2: Impfquoten und absolute Zahlen an Impfung in verschiedenen Altersgruppen

---

[40] Vgl. RKI (2015b).
[41] Vgl. RKI (2016a), S. 307.
[42] Vgl. RKI (2015b).
[43] Vgl. RKI - AGI (2015a), S. 87.
[44] Vgl. Statista GmbH (2016).
[45] Vgl. Astra-Zeneca (2015), S. 10.
[46] Vgl. Statista GmbH (2016).
[47] Vgl. ebd.
[48] Vgl. Bundeszentrale für politische Bildung (2012).
[49] Vgl. RKI (2016b).
[50] Eigene Berechnung aus den anderen Angaben.
[51] Vgl. RKI (2016b).

5.2 Kosten für die Grippeschutzimpfung

Die Kosten für den Impfstoff selbst variieren je nach Präparat. Die Kassenärztlichen Vereinigungen (KV) schreiben jedoch in der Regel einen oder zwei Impfstoffe pro Saison aus, für den dann Rabattverträge geschlossen werden. Damit wird dieser Impfstoff für alle gesetzlich versicherten Personen (der Risikogruppen) Pflicht.[52] Aufgrund der ausgehandelten Rabattverträge betragen die Kosten für eine Impfdosis etwa 8 Euro.[53] Ausnahmen sind lediglich der tetravalente Lebend-Impfstoff für Kinder zwischen zwei und 6 Jahren, sowie Impfstoffe mit Adjuvantien in medizinisch begründeten Ausnahmefällen.[54] Da der Anteil an diesen Impfstoffen jedoch sehr gering ausfällt, soll er im Folgenden vernachlässigt werden.[55]

Zudem wurden durch die KV mit den gesetzlichen Krankenkassen feste Vergütungen für die ärztliche Leistung der Grippeschutzimpfung vereinbart, die sich je nach KV unterscheiden:[56]

Kassenärztliche Vereinigung	Vergütung pro Impfung
KV Baden-Württemberg (2016)	8,10 Euro[57]
KV Berlin (2015)	7,79 Euro[58]
KV Brandenburg (2016)	7,76 Euro[59]
KV Bremen (2016)	7,26 Euro[60]
KV Hamburg (2016)	6,75 Euro[61]
KV Hessen (2016)	9,20 Euro[62]
KV Niedersachsen (2016)	Je nach Krankenkasse 6,92 – 7,21 Euro[63]
KV Nordrhein (2014)	7,40 Euro[64]
KV Saarland (2016)	Je nach Krankenkasse 7,16 - 8,49 Euro[65]
KV Sachsen (2015)	7,00 Euro[66]
KV Sachsen-Anhalt (2014)	6,70 Euro[67]
KV Schleswig-Holstein (2016)	7,15 Euro[68]
KV Thüringen (2015)	7,25 Euro[69]
KV Westfalen-Lippe (2016)	7,40 Euro[70]

Tabelle 3: Impfvereinbarungen zur Vergütung von Grippeschutzimpfungen

---

[52] Vgl. Kassenärztliche Vereinigung Nordrhein (2014a), S. 13f.
[53] Vgl. Deutsche Apotheker Zeitung (2015).
[54] Vgl. Kassenärztliche Vereinigung Nordrhein (2014b).
[55] Vgl. Deutsche Apotheker Zeitung (2015).
[56] Vgl. IWW Institut für Wissen in der Wirtschaft (2011), S. 18f.
[57] Vgl. Kassenärztliche Vereinigung Baden-Württemberg (2016), S. 8.
[58] Vgl. Kassenärztliche Vereinigung Berlin (2016), S. 4.
[59] Vgl. Kassenärztliche Vereinigung Brandenburg (2015), S. 6.
[60] Vgl. Kassenärztliche Vereinigung Bremen (2016), S. 1.
[61] Vgl. Kassenärztliche Vereinigung Hamburg (2016).
[62] Vgl. Kassenärztliche Vereinigung Hessen (2016), S. 2.
[63] Vgl. Kassenärztliche Vereinigung Niedersachsen (2016), S. 13.
[64] Vgl. Kassenärztliche Vereinigung Nordrhein (2014a), S. 14.
[65] Vgl. Kassenärztliche Vereinigung Saarland (2016), S. 1.
[66] Vgl. Kassenärztliche Vereinigung Sachsen (2015).
[67] Vgl. Kassenärztliche Vereinigung Sachsen-Anhalt (2014), S. 1.
[68] Vgl. Kassenärztliche Vereinigung Schleswig-Holstein (2016), Anlage 1.
[69] Vgl. Kassenärztliche Vereinigung Thüringen (2015), S. 1.
[70] Vgl. Kassenärztliche Vereinigung Westfalen-Lippe (2016), S. 1.

Die entsprechenden Daten der KV Bayern, der KV Rheinland-Pfalz und der KV Mecklenburg-Vorpommern sind nicht abrufbar oder passwortgeschützt.

Aus den genannten Daten ist daher durchschnittlich mit einer Vergütung von 7,47 Euro je verabreichter Grippeschutzimpfung zu rechnen. Somit ergeben sich für eine Impfung Gesamtkosten in Höhe von etwa 15,47 Euro.

Bei einer Verwendung von ca. 20,76 Mio. Impfdosen (vgl. Tabelle 2) ergeben sich somit Gesamtkosten für Grippeschutzimpfungen in Deutschland in Höhe von ca. 321,16 Mio. Euro pro Jahr.

5.3 Kosten für Nebenwirkungen von Grippeschutzimpfungen

Hier sollen nun die Kosten für die Behandlung von Impfschäden näherungsweise berechnet werden. Die Nebenwirkung von Impfungen können in drei Kategorien eingeteilt werden:[71]

1. lokale Nebenwirkungen (z.B. Rötung, Schwellungen, Schmerzen)
2. systemische Nebenwirkungen (z.B. Fieber, Myalgien)
3. schwere systemische Nebenwirkungen (z.B. allergische Reaktionen, neurologische Komplikationen)

Lokale Nebenwirkungen treten bei 10-40% der Geimpften auf und erfordern keine Behandlung.[72] Schwere systemische Nebenwirkungen treten nur äußerst selten auf und sollen daher bei der Berechnung vernachlässigt werden. Die systemischen Nebenwirkungen treten bei etwa 5-10% der Geimpften auf.[73] Da nicht jeder der Betroffenen einen Arzt aufsuchen wird, soll näherungsweise mit einem Arztbesuch jedes zweiten Betroffenen gerechnet werden. Somit wird also durchschnittlich bei 3,75% aller verabreichten Impfungen eine Arztbehandlung notwendig.

Als ärztliche Leistungen sollen hier eine Beratung sowie eine symptombezogene Untersuchung zu Grunde gelegt werden. Da benötigte Medikamente wie nicht-steroidale Antirheumatika hier in der Regel nicht von der gesetzlichen Krankenkasse übernommen werden, sollen deren Kosten vernachlässigt werden. Somit ergeben sich nach GOÄ Kosten in Höhe von 10,718 Euro für eine Beratung (im 2,3fachen Satz), sowie 10,718 Euro für eine symptombezogene Untersuchung (im 2,3fachen Satz).[74] Insgesamt ergeben sich also Kosten in Höhe von 21,44 Euro für eine Behandlung eines Impfschadens. Bei 3,75% der 20,76 Mio. verabreichten Impfdosen ergeben sich so Gesamtkosten für die Behandlung von Nebenwirkungen der Grippeimpfung in der Saison 2014/15 in Höhe von 16,69 Mio. Euro.

---

[71] Vgl. Stoppacher (2008), S. 49.
[72] Vgl. Bundesamt für Gesundheit (BAG) Schweiz (2016)
[73] Vgl. ebd.
[74] Vgl. Landesärztekammer Baden-Württemberg (2002), Anhang, S. 1f.

6. Berechnung der durch die Grippeschutzimpfung eingesparten Kosten

Die Anzahl der Personen mit und ohne Impfschutz in den einzelnen Bevölkerungsgruppen lässt sich berechnen, indem man die die Anzahl der Personen einer Bevölkerungsgruppe mit der entsprechenden Impfquote und der Impfeffektivität multipliziert:

	0-14 Jahre	15-59 Jahre	Ab 60 Jahre
Anzahl der Personen (gesamt)	ca. 10,9 Mio.	ca. 48,8 Mio.	ca. 22,5 Mio.
Impfquote*Impfeffektivität	4% * 27%	18,6% * 27%	50% * 27%
Anzahl Personen mit Impfschutz	ca. 117.720	ca. 2,45 Mio.	ca. 3,04 Mio.
Anzahl Personen ohne Impfschutz	ca. 10,78 Mio.	ca. 46,35 Mio.	ca. 19,49 Mio.

Tabelle 4: Anzahl Personen je Altersgruppe ohne Impfschutz

Mit Hilfe der Zahl der ambulanten und stationären Behandlungen sowie der Arbeitsunfähigkeiten in den jeweiligen Bevölkerungsgruppen und einer einfachen Dreisatzrechnung lassen sich hieraus die vermutlichen Erkrankungszahlen ohne Grippeschutzimpfung und daraus die Zahl der durch Grippeschutzimpfung verhinderten Behandlungen bzw. Arbeitsunfähigkeiten berechnen:

6.1 Eingesparte Kosten durch verhinderte ambulante Behandlungen

	0-14 Jahre	15-59 Jahre	Ab 60 Jahre
Anzahl Personen ohne Impfschutz	ca. 10,78 Mio.	ca. 46,35 Mio.	ca. 19,49 Mio.
Anzahl Ambulante Behandlungen	ca. 1,05 Mio.	ca. 4,2 Mio.	ca. 900.000
Anzahl der Personen (gesamt)	ca. 10,9 Mio.	ca. 48,8 Mio.	ca. 22,5 Mio.
Anzahl Ambulante Behandlungen (bei Gesamtbevölkerung ohne Impfschutz)	ca. 1,062 Mio.	ca. 4,42 Mio.	ca. 1,04 Mio.
Verhinderte ambulante Behandlungen	ca. 12.000	ca. 220.000	ca. 140.000
Kosten ambulante Behandlung in Euro	ca. 50,03	ca. 39,43	ca. 40,63
Eingesparte Kosten in Euro	ca. 0,6 Mio.	ca. 8,67 Mio.	ca. 5,69 Mio.

Tabelle 5: Effekt durch verhinderte ambulante Behandlungen

6.2 Eingesparte Kosten durch verhinderte stationäre Behandlungen

	0-14 Jahre	15-59 Jahre	Ab 60 Jahre
Anzahl Personen ohne Impfschutz	ca. 10,78 Mio.	ca. 46,35 Mio.	ca. 19,49 Mio.
Anzahl stationäre Behandlungen	ca. 2.610	ca. 11.300	ca. 17.000
Anzahl der Personen (gesamt)	ca. 10,9 Mio.	ca. 48,8 Mio.	ca. 22,5 Mio.
Anzahl stationäre Behandlungen (bei Gesamtbevölkerung ohne Impfschutz)	ca. 2640	ca. 11.897	ca. 19.625
Verhinderte stationäre Behandlungen	ca. 30	ca. 597	ca. 2.625
Kosten stationäre Behandlung in Euro	ca. 3.000	ca. 3.000	ca. 3.500
Eingesparte Kosten in Euro	ca. 90.000	ca. 1,79 Mio.	ca. 9,19 Mio.

Tabelle 6: Effekt durch verhinderte stationäre Behandlungen

6.3 Eingesparte Kosten durch verhinderte Arbeitsunfähigkeiten

	0-14 Jahre	15-59 Jahre
Anzahl Personen ohne Impfschutz	ca. 10,78 Mio.	ca. 46,35 Mio.
Anzahl Arbeitsunfähigkeiten	ca. 191.544	ca. 3,1 Mio.
Anzahl der Personen (gesamt)	ca. 10,9 Mio.	ca. 48,8 Mio.
Anzahl Arbeitsunfähigkeiten (bei Gesamtbevölkerung ohne Impfschutz)	ca. 193.676	ca. 3,26 Mio.
Anzahl verhinderte Arbeitsunfähigkeiten durch Impfung	ca. 2132	ca. 160.000
Kosten pro Arbeitsunfähigkeitstag in Euro	ca. 165,21	ca. 165,21
Dauer Arbeitsunfähigkeit in Tagen	6	6
Eingesparte Kosten in Euro	ca. 2,11 Mio.	ca. 158,60 Mio.

Tabelle 7: Effekt durch verhinderte Arbeitsunfähigkeiten

7. Kosten-Effektivitäts-Analyse für Deutschland (real) in der Saison 2014/15 (Zwischenfazit)

Vergleicht man die Kosten, die die Grippeschutzimpfung inklusive die Behandlung von Nebenwirkungen in der Saison 2014/15 in Deutschland verursacht hat, mit den Kosten, die durch diese Präventionsmaßnahme eingespart werden konnten, so ist ersichtlich, dass die Grippeschutzimpfung keinen finanziellen Nutzen gebracht hat.

Kosten durch Grippeschutzimpfung		Eingesparte Kosten durch Grippeschutzimpfung	
Impfung	321,16 Mio. Euro	Ambulante Behandlungen	14,96 Mio. Euro
Behandlung von Impfnebenwirkungen	16,69 Mio. Euro	Stationäre Behandlungen	11,07 Mio. Euro
		Arbeitsunfähigkeiten	160,71 Mio. Euro
Summe	337,85 Mio. Euro	Summe	186,74 Mio. Euro

Tabelle 8: Kosten und eingesparte Kosten durch Grippeschutzimpfung 2014/15

Die verabreichten Grippeschutzimpfungen verursachten Kosten in Höhe von 337,85 Mio. Euro und erbrachten einen Effekt von insgesamt 372.000 verhinderten Erkrankungen[75], 3.252 verhinderten Krankenhausbehandlungen und 160.460 verhinderten Arbeitsunfähigkeiten (monetär insgesamt 186,74 Mio. Euro). Damit verursachten die in der Saison 2014/15 verabreichten Grippeschutzimpfungen Mehrkosten in Höhe von 151,11 Mio. Euro. Betrachtet man dies lediglich aus Sicht des Gesundheitswesen (also ohne Arbeitsunfähigkeiten), so überwiegen die Kosten sogar um 311,82 Mio. Euro.

---

[75] Unter der Voraussetzung, man setzt wie in Kapitel 2 beschrieben: Exzess-Konsultationen = ambulante Behandlungen = Erkrankungen.

0 – 14 Jahre		
Kosten	**eingesparte Kosten**	**Effekte**
Impfung: 6,81 Mio. Euro	Ambulante Behandlung: 0,6 Mio. Euro	Verhinderte Erkrankungen: 12.000
Nebenwirkungen: 353.760 Euro	Stationäre Behandlung: 90.000 Euro	Verh. Krankenhausbehandlungen: 30
	Arbeitsunfähigkeit: 2,11 Mio. Euro	Verh. Arbeitsunfähigkeiten: 2.132
7,16 Mio. Euro	2,80 Mio. Euro	**Kosten-Effektivitäts-Verhältnis:**
Differenz: 4,36 Mio. Euro		**363,33 Euro / verh. Erkrankung**
15 - 59 Jahre		
Kosten	**Eingesparte Kosten**	**Effekte**
Impfung: 140,32 Mio. Euro	Ambulante Behandlung: 8,67 Mio. Euro	Verhinderte Erkrankungen: 220.000
Nebenwirkungen: 7,29 Mio. Euro	Stationäre Behandlung: 1,79 Mio. Euro	Verh. Krankenhausbehandlungen: 597
	Arbeitsunfähigkeit: 158,60 Mio. Euro	Verh. Arbeitsunfähigkeiten: 160.000
147,61 Mio. Euro	169,06 Mio. Euro	**Kosten-Effektivitäts-Verhältnis:**
Differenz: - 21,45 Mio. Euro		**-97,50 Euro / verh. Erkrankung**
Ab 60 Jahre		
Kosten	**Gesparte Kosten**	**Effekte**
Impfung: 174,04 Mio. Euro	Ambulante Behandlung: 5,69 Mio. Euro	Verhinderte Erkrankungen: 140.000
Nebenwirkungen: 9,05 Mio. Euro	Stationäre Behandlung: 9,19 Mio. Euro	Verh. Krankenhausbehandlungen: 2.625
183,09 Mio. Euro	14,88 Mio. Euro	**Kosten-Effektivitäts-Verhältnis:**
Differenz: 168,21 Mio. Euro		**1.201,50 Euro / verh. Erkrankung**

Tabelle 9: Kosten-Effektivitäts-Analyse 2014/15

Betrachtet man zusätzlich die Kosten, eingesparte Kosten und Effekte unter Berücksichtigung der verschiedenen Altersgruppen, so fällt auf, dass in der Altersgruppe von 15 bis 59 Jahren durch die Grippeschutzimpfung Kosten in Höhe von 21,45 Mio. Euro eingespart werden konnten. Es zeigt sich ein positives Kosten-Effektivitäts-Verhältnis von 97,50 Euro pro verhinderter Erkrankung. Die Grippeschutzimpfung war für diese Altersgruppe in der Saison 2014/15 sehr sinnvoll. Der Grund hierfür liegt in der hohen Zahl der verhinderten Arbeitsunfähigkeiten. Aus Sicht des Gesundheitswesens, war eine Grippeschutzimpfung jedoch nicht sinnvoll.

Auf Grundlagen der Berechnungen war die Grippeschutzimpfung in der Saison 2014/15 in den Altersgruppen der 0- bis 14-Jährigen und der ab 60-Jährigen nicht sinnvoll und führte zu keinem positiven Kosten-Effektivitäts-Verhältnis.

Zusammenfassend für die in der Saison 2014/15 verabreichten Grippeschutzimpfungen lässt sich sagen, dass diese lediglich für die Bevölkerung zwischen 15 und 59 Jahren ein positives

Kosten-Effektivitäts-Verhältnis erbracht hat. Da sich jedoch die Impfquoten in den verschiedenen Altersgruppen sehr stark unterscheiden, sind die Kosten-Effektivitäts-Verhältnisse nicht vergleichbar. Im Folgenden soll daher die Kosten-Effektivitäts-Analyse nochmals musterhaft durchgeführt werden. Dadurch können Aussagen getroffen werden, ob durch höhere Impfquoten höhere Kosteneinsparungen bzw. geringere Mehrkosten möglich sind.

8. Kosten-Effektivitäts-Analyse für Deutschland (Muster) auf Grundlage der Saison 2014/15

Im Folgenden wird nun eine Kosten-Effektivitäts-Analyse für Fälle in den verschiedenen Altersgruppen durchgeführt. Dazu sollen jeweils Vergleichspopulationen von je 100.000 Personen mit und ohne Impfung verwendet werden. Für die Analyse sollen die Parameter Inzidenz für eine ambulante Behandlung bei nicht geimpfter Population, Inzidenz für eine stationäre Behandlung bei nicht geimpfter Population, Inzidenz für eine Arbeitsunfähigkeit bei nicht geimpfter Population (nicht bei ab 60-Jährigen), Impfeffektivität, Wahrscheinlichkeit von Impfnebenwirkungen, Kosten für eine ambulante Behandlung, Kosten für eine stationäre Behandlung, Kosten für eine Arbeitsunfähigkeit (nicht bei ab 60-Jährigen), Kosten für die Behandlung von Impfnebenwirkungen und Kosten für eine Impfung jeweils für die Saison 2014/15 einbezogen werden.[76]

Da die Impfeffektivität in der Saison 2014/15 ausgesprochen niedrig lag (nur etwa halb so hoch wie im Durchschnitt), soll anschließend zudem die Kosteneffektivität in Abhängigkeit von der Impfeffektivität dargestellt werden (Sensitivitätsanalyse).

---

[76] Die Kostet-Effektivitäts-Analysen erfolgen in Anlehnung an Stoppacher (2008), S. 51f.

8.1 Altersgruppe der 0- bis 14-Jährigen

8.1.1 Kosten-Effektivitäts-Analyse

In der Gruppe der 0- bis 14-Jährigen gelten auf Basis der Saison 2014/15 folgende Parameter:

Inzidenz ambulante Behandlung (nicht geimpft)	9,740 %[77]
Inzidenz stationäre Behandlung (nicht geimpft)	0,024 %[78]
Inzidenz Arbeitsunfähigkeit (nicht geimpft)	1,777 %[79]
Impfeffektivität	27 %
Wahrscheinlichkeit Impfnebenwirkungen	3,75 %
Kosten ambulante Behandlung	50,03 Euro
Kosten stationäre Behandlung	3.000 Euro
Kosten Arbeitsunfähigkeit	991,26 Euro
Kosten Behandlung Impfnebenwirkungen	21,44 Euro
Kosten Impfung	15,47 Euro

Tabelle 10: Parameter für Kosten-Effektivitätsanalyse 0-14 Jahre

Tabelle 11 zeigt die Ergebnisse der Kosten-Effektivitäts-Analyse:

	Mit Impfung		Ohne Impfung	
	Anzahl	Kosten	Anzahl	Kosten
Population	100.000		100.000	
Impfungen	100.000	1.547.000 Euro	0	0
Impfnebenwirkungen	3.750	80.400 Euro	0	0
Ambulante Behandlung	7.110	355.713 Euro	9.740	487.292 Euro
Stationäre Behandlung	18	54.000 Euro	24	72.000 Euro
Arbeitsunfähigkeiten	1.297	1.285.664 Euro	1.777	1.761.469 Euro
Summe Kosten		3.322.777 Euro		2.320.761 Euro
Bilanz				
Differenz Kosten		1.002.016 Euro		
Differenz ambulante Behandlungen		- 2630		
Differenz stationäre Behandlungen		- 6		
Differenz Arbeitsunfähigkeiten		- 480		
Kosten-Effektivitäts-Verhältnis				
Kosten pro verhinderter Erkrankung		380,99 Euro		

Tabelle 11: Kosten-Effektivitäts-Analyse 0-14 Jahre

In der Altersgruppe der 0- bis 14-Jährigen zeigt die Kosten-Effektivitätsanalyse für die Saison 2014/15, dass in einer Muster-Population von 100.000 Personen mit Impfung durch Influenza-Infektionen und Grippeschutzimpfungen insgesamt Kosten in Höhe von 3.322.777 Euro anfallen. Im Vergleich dazu entstehen in einer identischen Population ohne Impfung Kosten in Höhe von nur 2.320.761 Euro. Durch Differenz der beiden Beträge ergeben sich Nettokosten für die Impfungen in Höhe von 1.002.016 Euro. Der Effekt der Impfungen lässt

---

[77] Eigene Berechnung aus Daten der Tabelle 5.
[78] Eigene Berechnung aus Daten der Tabelle 6.
[79] Eigene Berechnung aus Daten der Tabelle 7.

sich als verhinderte Behandlungen und Arbeitsunfähigkeiten aus der Differenz zwischen den beiden Populationen errechnen. So ergibt sich durch die Impfungen ein Effekt von 2.630 verhinderten ambulanten Behandlungen, 6 verhinderten stationären Behandlungen und 1.297 verhinderten Arbeitsunfähigkeiten. Setzt man Kosten und Effekt ins Verhältnis, so wird ersichtlich, dass in der Saison 2014/15 mit der Grippeschutzimpfung pro verhinderter Erkrankung 380,99 Euro zusätzlich aufgewendet hätten werden müssen.[80]

8.1.2 Kosten-Effektivität in Abhängigkeit von der Impfeffektivität

Wie bereits erwähnt, war die Impfeffektivität in der Saison 2014/15 mit 27% sehr gering. Durchschnittlich liegt diese in der Gruppe der Kinder zwischen 59 und 75% (arithmetisches Mittel: 67%).[81] Daher soll nun berechnet werden, ob bei besserer Impfeffektivität ein positives Kosten-Effektivitäts-Verhältnis erzielt werden kann:

Folgende Formel berechnet die Kosten einer Population von 100.000 Personen im Alter zwischen 0 und 14 Jahren mit Impfung in Abhängigkeit von der Impfeffektivität x:

$$f(x)_1 = 100.000 * \left(\begin{array}{l} 15,47 + 0,0375 * 21,44 + (1 - x) * 0,09740 * 50,03 + \\ (1 - x) * 0,00024 * 3.000 + (1 - x) * 0,01777 * 991,26 \end{array} \right)$$

Folgende Formel berechnet die Kosten einer Population von 100.000 Personen im Alter zwischen 0 und 14 Jahren ohne Impfung in Abhängigkeit von der Impfeffektivität x. (Da hier keine Impfung stattfindet, spielt die Impfeffektivität keine Rolle und der Graph dieser Formel bildet eine Parallele zur x-Achse):

$$f(x)_2 = 100.000 * (0,09740 * 50,03 + 0,00024 * 3.000 + 0,01777 * 991,26)$$

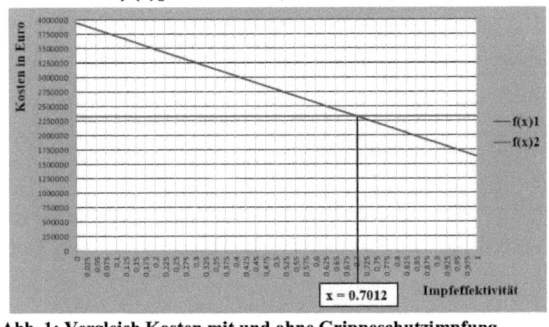

Der Schnittpunkt, also wenn $f(x)_1 = f(x)_2$, gibt die Impfeffektivität an, bei der die Kosten beider Populationen gleich hoch sind. Wie in Abb. 1, zu erkennen ist, schneiden sich die beiden Geraden bei x = 0,7012. Das heißt ab einer Impfeffektivität von mehr als

Abb. 1: Vergleich Kosten mit und ohne Grippeschutzimpfung 0-14 Jahre

70,12% liegt für die Altersgruppe der 0- bis 14-Jährigen ein positives Kosten- Effektivitäts-Verhältnis vor. Diese Impfeffektivität kann zwar durchaus erreicht werden, liegt jedoch oberhalb des Durchschnitts. Aus diesem Grund ist davon auszugehen, dass eine

---

[80] Unter der Voraussetzung, man setzt wie in Kapitel 2 beschrieben: Exzess-Konsultationen = ambulante Behandlungen = Erkrankungen.
[81] Vgl. Bundeszentrale für gesundheitliche Aufklärung (2015), S. 2.

Grippeschutzimpfung selbst bei durchschnittlicher Impfeffektivität bei Kindern in der Saison 2014/15 kein positives Kosten-Effektivitäts-Verhältnis erzielt hätte. Daher soll nun anstelle der Kosten-Effektivität in Abhängigkeit von der Impfeffektivität die Kosteneffektivität in Abhängigkeit von den Impfkosten bei durchschnittlicher Impfeffektivität von 67% errechnet werden, um zu bestimmen, ab welchen Kosten pro Impfung ein positives Kosten-Effektivitäts-Verhältnis erreicht werden kann.

8.1.3 Kosten-Effektivität in Abhängigkeit von den Impfkosten bei durchschnittlicher Impfeffektivität

Folgende Formel gibt die Kosten pro verhinderter Erkrankung in Abhängigkeit von den Kosten je Grippeschutzimpfung bei durchschnittlicher Impfeffektivität an:

$$f(x)_3 = \frac{\left[100.000*\binom{x+0,0375*21,44+0,33*0,09740*50,03+}{0,33*0,00024*3.000+0,33*0,01777*991,26}\right]-[100.000*(0,09740*50,03+0,00024*3.000+0,01777*991,26)]}{100.000*(0,09740-0,33*0,09740)}$$

Der Schnittpunkt von $f(x)_3$ mit der y-Achse, also $f(x)_3 = 0$ gibt genau die Kosten für eine Grippeschutzimpfung an, bei der das Kosten-Effektivitäts-Verhältnis ausgeglichen ist. Das heißt, bei geringeren als diesen Kosten pro Impfung ergibt sich ein positives Kosten-Effektivitäts-Verhältnis.

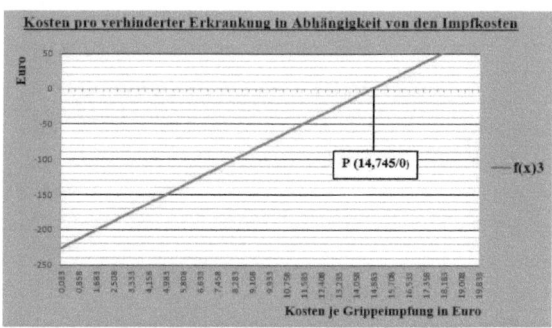

Abb. 2: Kosten pro verhinderter Erkrankung in Abhängigkeit von den Impfkosten 0-14 Jahre

Damit kann in der Altersgruppe der 0- bis 14-Jährigen bei durchschnittlicher Impfeffektivität erst bei Kosten von weniger als 14,75 Euro je Grippeschutzimpfung ein positives Kosten-Effektivitäts-Verhältnis erreicht werden.

20

8.2 Altersgruppe der 15- bis 59-Jährigen

8.2.1 Kosten-Effektivitätsanalyse

In der Gruppe der 15-bis 59-Jährigen gelten auf Basis der Saison 2014/15 folgende Parameter:

Inzidenz ambulante Behandlung (nicht geimpft)	9,061 %[82]
Inzidenz stationäre Behandlung (nicht geimpft)	0,024 %[83]
Inzidenz Arbeitsunfähigkeit (nicht geimpft)	6,688 %[84]
Impfeffektivität	27%
Wahrscheinlichkeit Impfnebenwirkungen	3,75%
Kosten ambulante Behandlung	39,43 Euro
Kosten stationäre Behandlung	3.000 Euro
Kosten Arbeitsunfähigkeit	991,26 Euro
Kosten Behandlung Impfnebenwirkungen	21,44 Euro
Kosten Impfung	15,47 Euro

Tabelle 12: Parameter für Kosten-Effektivitäts-Analyse 15-59 Jahre

Tabelle 13 zeigt die Ergebnisse der Kosten-Effektivitäts-Analyse:

	Mit Impfung		Ohne Impfung	
	Anzahl	Kosten	Anzahl	Kosten
Population	100.000		100.000	
Impfungen	100.000	1.547.000 Euro	0	0
Impfnebenwirkungen	3.750	80.400 Euro	0	0
Ambulante Behandlung	6.615	260.829 Euro	9.061	357.275 Euro
Stationäre Behandlung	18	54.000 Euro	24	72.000 Euro
Arbeitsunfähigkeiten	4.882	4.839.331 Euro	6.688	6.629.547 Euro
Summe Kosten		6.781.560 Euro		7.058.822 Euro

Bilanz	
Differenz Kosten	- 277.262 Euro
Differenz ambulante Behandlungen	- 2.446
Differenz stationäre Behandlungen	- 6
Differenz Arbeitsunfähigkeiten	- 1.806

Kosten-Effektivitäts-Verhältnis	
Kosten pro verhinderter Erkrankung	-113,35 Euro

Tabelle 13: Kosten-Effektivitäts-Analyse 15-59 Jahre

In der Altersgruppe der 15- bis 59-Jährigen zeigt die Kosten-Effektivitätsanalyse für die Saison 2014/15, dass in einer Muster-Population von 100.000 Personen mit Impfung durch Influenza-Infektionen und Grippeschutzimpfungen insgesamt Kosten in Höhe von 6.781.560 Euro anfallen. Im Vergleich dazu entstehen in einer identischen Population ohne Impfung Kosten in Höhe von 7.058.822 Euro. Durch Differenz der beiden Beträge ergeben sich Nettokosten für die Impfungen in Höhe von -277.262 Euro. Das bedeutet, dass in der Muster-

---

[82] Eigene Berechnung aus Daten der Tabelle 5.
[83] Eigene Berechnung aus Daten der Tabelle 6.
[84] Eigene Berechnung aus Daten der Tabelle 7.

Population 277.262 Euro eingespart werden konnten. Der Effekt der Impfungen lässt sich als verhinderte Behandlungen und Arbeitsunfähigkeiten als Differenz der jeweiligen errechnen. So ergibt sich durch die Impfungen ein Effekt von 2.446 verhinderten ambulanten Behandlungen, 6 verhinderten stationären Behandlungen und 1.806 verhinderten Arbeitsunfähigkeiten. Setzt man Kosten und Effekt ins Verhältnis, so wird ersichtlich, dass in der Saison 2014/15 durch die Grippeschutzimpfung pro verhinderter Erkrankung 113,35 Euro eingespart hätten werden können.[85]

8.2.2 Kosten-Effektivität in Abhängigkeit von der Impfeffektivität

Durchschnittlich liegt die Impfeffektivität in dieser Altersgruppe jedoch zwischen 59 und 67% (arithmetischen Mittel: 63%).[86] Daher soll nun berechnet werden, welches Kosten-Effektivitäts-Verhältnis in einer durchschnittlichen Influenza-Saison erzielt werden könnte: Folgende Formel berechnet die Kosten einer Population von 100.000 Personen im Alter zwischen 15 und 59 Jahren mit Impfung in Abhängigkeit von der Impfeffektivität x:

$$f(x)_1 = 100.000 * \left(\frac{15,47 + 0,0375 * 21,44 + (1 - x) * 0,09061 * 39,43 +}{(1 - x) * 0,00024 * 3.000 + (1 - x) * 0,06688 * 991,26} \right)$$

Folgende Formel berechnet die Kosten einer Population von 100.000 Personen im Alter zwischen 15 und 59 Jahren ohne Impfung in Abhängigkeit von der Impfeffektivität x.

$$f(x)_2 = 100.000 * (0,09061 * 39,43 + 0,00024 * 3.000 + 0,06688 * 991,26)$$

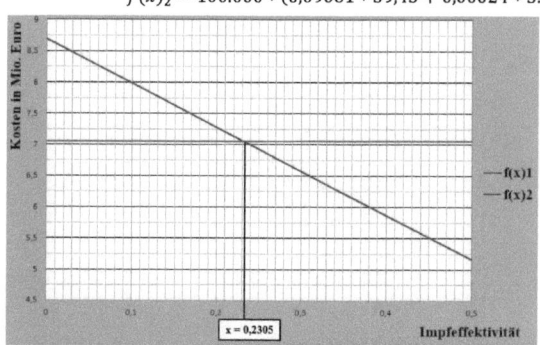

Der Schnittpunkt, also wenn $f(x)_1 = f(x)_2$, gibt die Impfeffektivität an, bei der die Kosten beider Populationen gleich hoch sind. Dies ist, wie in Abb. 1, zu erkennen bei x = 0,2305 der Fall. Das heißt ab einer Impfeffektivität von etwa 23,05% liegt für die Altersgruppe der 15- bis 59-Jährigen ein

Abb. 3: Vergleich Kosten mit und ohne Grippeschutzimpfung 15-59 Jahre

positives Kosten-Effektivitäts-Verhältnis vor.

Folgende Formel gibt die Kosten pro verhinderter Erkrankung in Abhängigkeit von der Impfeffektivität an: $f(x)_3 = \frac{f(x)_1 - f(x)_2}{100.000 * (0,09061 - (1 - x) * 0,09061)}$

---

[85] Unter der Voraussetzung, man setzt wie in Kapitel 2 beschrieben: Exzess-Konsultationen = ambulante Behandlungen = Erkrankungen.
[86] Vgl. Bundeszentrale für gesundheitliche Aufklärung (2015), S. 2.

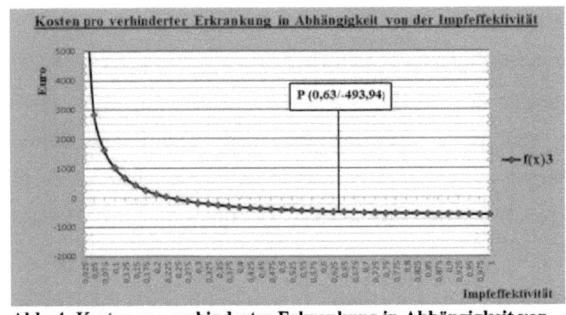

Damit kann bei einer durchschnittlichen Impfeffektivität von 63% ein positives Kosten-Effektivitäts-Verhältnis von 493,94 Euro pro verhinderter Erkrankung erreicht werden.

Abb. 4: Kosten pro verhinderter Erkrankung in Abhängigkeit von der Impfeffektivität 15-59 Jahre

8.3. Altersgruppe ab 60 Jahren

8.3.1 Kosten-Effektivitätsanalyse für die Saison 2014/15

In der Gruppe der ab 60-Jährigen gelten auf Basis der Saison 2014/15 folgende Parameter:

Inzidenz ambulante Behandlung (nicht geimpft)	4,618 %[87]
Inzidenz stationäre Behandlung (nicht geimpft)	0,087 %[88]
Impfeffektivität	27%
Wahrscheinlichkeit Impfnebenwirkungen	3,75%
Kosten ambulante Behandlung	40,63 Euro
Kosten stationäre Behandlung	3.500 Euro
Kosten Behandlung Impfnebenwirkungen	21,44 Euro
Kosten Impfung	15,47 Euro

Tabelle 14 Parameter für Kosten-Effektivitäts-Analyse ab 60 Jahre

Tabelle 15 zeigt die Ergebnisse der Kosten-Effektivitäts-Analyse:

	Mit Impfung		Ohne Impfung	
	Anzahl	Kosten	Anzahl	Kosten
Population	100.000		100.000	
Impfungen	100.000	1.547.000 Euro	0	0
Impfnebenwirkungen	3.750	80.400 Euro	0	0
Ambulante Behandlung	3.371	136.964 Euro	4.618	187.629 Euro
Stationäre Behandlung	64	224.000 Euro	87	304.500 Euro
Summe Kosten		1.988.364 Euro		492.129 Euro
Bilanz				
Differenz Kosten		1.496.235 Euro		
Differenz ambulante Behandlungen		- 1.247		
Differenz stationäre Behandlungen		-23		
Kosten-Effektivitäts-Verhältnis				
Kosten pro verhinderter Erkrankung		1.199,87 Euro		

Tabelle 15: Kosten-Effektivitäts-Analyse ab 60 Jahre

---

[87] Eigene Berechnung aus Daten der Tabelle 5.
[88] Eigene Berechnung aus Daten der Tabelle 6.

23

In der Altersgruppe der ab 60-Jährigen zeigt die Kosten-Effektivitätsanalyse für die Saison 2014/15, dass in einer Muster-Population von 100.000 geimpften Personen durch Influenza-Infektionen und Grippeschutzimpfungen insgesamt Kosten in Höhe von 1.988.364 Euro anfallen. Im Vergleich dazu entstehen in einer identischen Population ohne Impfung nur Kosten in Höhe von nur 492.129 Euro. Durch Differenz der beiden Beträge ergeben sich Nettokosten für die Impfungen in Höhe von 1.496.235 Euro. Der Effekt der Impfungen lässt mit 1.247 verhinderten ambulanten Behandlungen und 23 verhinderten stationären Behandlungen beziffern. Setzt man Kosten und Effekt ins Verhältnis, so wird ersichtlich, dass in der Saison 2014/15 mit der Grippeschutzimpfung pro verhinderter Erkrankung 1.199,87 Euro zusätzlich aufgewendet hätten werden müssen.

8.3.2 Kosten-Effektivität in Abhängigkeit von der Impfeffektivität

Wie bereits erwähnt, war die Impfeffektivität in der Saison 2014/15 mit 27% sehr gering. Durchschnittlich liegt diese in der Gruppe der Erwachsenen zwischen 41 und 63%, und damit im arithmetischen Mittel bei 52%.[89] Daher soll nun berechnet werden, ob bei besserer Impfeffektivität ein positives Kosten-Effektivitäts-Verhältnis erzielt werden kann:

Folgende Formel berechnet die Kosten einer Population von 100.000 Personen im Alter ab 60 Jahren mit Impfung in Abhängigkeit von der Impfeffektivität x:

$$f(x)_1 = 100.000 \left(\frac{15,47 + 0,0375 * 21,44 + (1-x) * 0,04618 * 40,63 +}{(1-x) * 0,00087 * 3.500} \right)$$

Folgende Formel berechnet die Kosten einer Population von 100.000 Personen im Alter ab 60 Jahren ohne Impfung in Abhängigkeit von der Impfeffektivität x

$$f(x)_2 = 100.000 * (0,04618 * 40,63 + 0,00087 * 3.500)$$

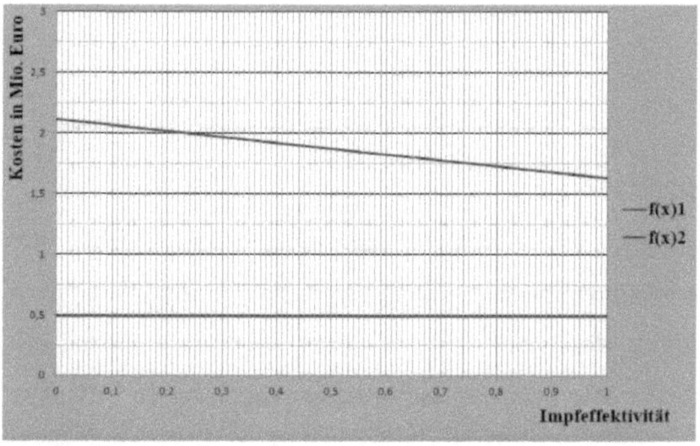

Abb. 5: Vergleich Kosten mit und ohne Grippeschutzimpfung ab 60 Jahre

Der Schnittpunkt, also wenn $f(x)_1 = f(x)_2$, gibt die Impfeffektivität an, bei der die Kosten beider Populationen gleich hoch sind. Wie in Abb. 5, zu erkennen ist, schneiden sich die beiden Geraden nicht. Das heißt selbst bei einer Impfeffektivität von 100% liegt für die Altersgruppe der ab 60-Jährigen kein positives Kosten- Effektivitäts-Verhältnis vor.

---

[89] Vgl. Bundeszentrale für gesundheitliche Aufklärung (2015), S. 2.

Aus diesem Grund ist es nicht sinnvoll die Kosten-Effektivität in Abhängigkeit von der Impfeffektivität zu bestimmen, da kein positives Ergebnis möglich ist. Stattdessen soll daher nun errechnet werden, ab welchen Kosten pro Impfung ein positives Kosten-Effektivitäts-Verhältnis bei durchschnittlicher Impfeffektivität von 52% erreicht wird.

8.3.3 Kosten-Effektivität in Abhängigkeit von den Impfkosten bei durchschnittlicher Impfeffektivität

Folgende Formel gibt die Kosten pro verhinderter Erkrankung in Abhängigkeit von den Kosten je Grippeschutzimpfung bei durchschnittlicher Impfeffektivität an:

$$f(x)_3 = \frac{\left[100.000*\left(\frac{x+0,0375*21,44+0,48*0,04618*40,63+}{0,48*0,00087*3.500}\right)\right]-[100.000*(0,04618*40,63+0,00087*3.500)]}{100.000*(0,04618-0,48*0,04618)}$$

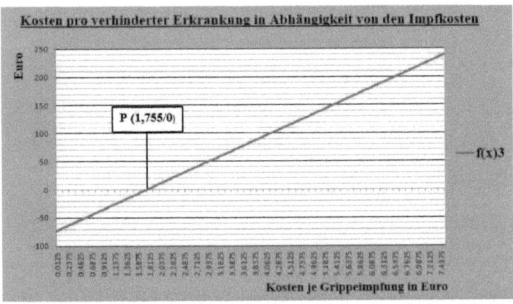

Abb. 6: Kosten pro verhinderter Erkrankung in Abhängigkeit von den Impfkosten ab 60 Jahre

Der Schnittpunkt von $f(x)_3$ mit der y-Achse, also $f(x)_3 = 0$ gibt genau die Kosten für eine Grippeschutzimpfung an, bei der das Kosten-Effektivitäts-Verhältnis ausgeglichen ist. Das heißt, bei geringeren als diesen Kosten pro Impfung ergibt sich ein positives Kosten-Effektivitäts-Verhältnis. Damit kann in der Altersgruppe der ab 60-Jährigen bei durchschnittlicher Impfeffektivität erst bei Kosten von 1,75 Euro und weniger je Grippeschutzimpfung ein positives Kosten-Effektivitäts-Verhältnis erreicht werden.

9. Fazit

9.1 Schlussfolgerungen

Die vorliegende Arbeit zeigt, dass die Grippeschutzimpfung aus Sicht der gesundheitsökonomischen Evaluation besonders in der Altersgruppe der 15- bis 59-Jährigen sinnvoll ist. Der Grund hierfür liegt darin, dass sich in dieser Altersgruppe der Großteil der arbeitenden Bevölkerung befindet. Würden alle Personen dieser Altersgruppe gegen Influenza geimpft werden, so würden bei einer durchschnittlichen Impfeffektivität pro verhinderter Erkrankung etwa 494 Euro eingespart werden können. Selbst bei einer niedrigeren Impfeffektivität von nur 23% wäre die Grippeschutzimpfung in dieser Altersgruppe noch sinnvoll.

Auch in der Altersgruppe der 0- bis 14-Jährigen kann die Grippeschutzimpfung durchaus sinnvoll sein. Für eine Kostenersparnis pro verhinderter Erkrankung ist hier jedoch mindestens eine Impfeffektivität von über 70% notwendig. Diese Quote ist durchaus erreichbar, hängt jedoch sehr stark von der Variabilität des Influenza-Virus ab. Durch die Verwendung eines tetravalenten Impfstoffes wäre das Erreichen einer solchen Impfeffektivität jedoch wahrscheinlicher. Bei der durchschnittlich erreichten Impfeffektivität von 67% führt die Grippeschutzimpfung also zu mehr Kosten als Einsparungen, jedoch kann versucht werden die Kosten je Impfung zu senken. Im Rahmen von Impfkampagnen und der Aushandlung von Rabattverträgen für eine höhere Zahl an Impfdosen zwischen den Kassenärztlichen Vereinigungen und den Herstellern der Impfstoffe könnte der Preis durchaus gemindert. Bereits eine Preissenkung von einem Euro pro Impfdosis würde die Grippeschutzimpfung für diese Altersgruppe aus Sicht der gesundheitsökonomischen Evaluation sinnvoll machen.

Lediglich in der Altersgruppe der ab 60-Jährigen erscheint die Grippeschutzimpfung aus Sicht der gesundheitsökonomischen Evaluation nicht sinnvoll. Bei durchschnittlicher Impfeffektivität von 52% verursacht die Präventionsmaßnahme deutlich mehr Kosten als Einsparungen. Selbst bei Annahme einer hundertprozentigen Impfeffektivität ergibt sich kein positives Kosten-Effektivitäts-Verhältnis. Erst bei Kosten je Grippeschutzimpfung von 1,75 Euro (bei durchschnittlicher Impfeffektivität) erscheint eine Impfung in dieser Altersgruppe sinnvoll. Da dieser Betrag sowohl Kosten für die Entwicklung und Herstellung des Impfstoffes als auch das Verabreichen der Impfung enthalten muss, ist ein solch geringer Preis nicht realistisch.

Damit stehen die Ergebnisse dieser Arbeit im Gegensatz zu den offiziellen Empfehlungen der WHO und der STIKO, die gerade für alle Personen ab 60 Jahren eine Grippeschutzimpfung fordern. Auf Grundlage der hier dargelegten Zahlen lässt sich dies aus Sicht der gesundheitsökonomischen Evaluation für diese Risikogruppe nicht belegen. Eine Betrachtung der anderen Risikogruppen (Schwangere, medizinisches Personal, chronisch Erkrankte, ...) war in dieser Arbeit nicht möglich, da es keine Datenerhebungen zu den Inzidenzen der Notwendigkeit einer ambulanten bzw. stationären Behandlung und einer Arbeitsunfähigkeit in diesen Gruppen gibt.

Eine ähnliche Untersuchung in Österreich aus dem Jahr 2008 kam zu gegenteiligen Ergebnissen wie in dieser Arbeit. Dort wurde errechnet, dass die Grippeschutzimpfung lediglich für über 65-Jährige kostensparend ist.[90] Dort wurden jedoch die Kosten, die durch

---

[90] Vgl. Stoppacher (2008), S. II.

Arbeitsunfähigkeiten entstehen, nicht berücksichtigt. Außerdem wird dort neben Inzidenzen für eine Erkrankung von 15,54% und für eine stationäre Behandlung von 2,70% auch von einer Impfeffektivität von über 70% für über 65-Jährige ausgegangen.[91] Diese hohen Zahlen stellen jedoch ein Vielfaches der Daten für die Saison 2014/15 in Deutschland dar und sind durch die vorliegenden epidemiologischen Daten des Robert-Koch-Instituts nicht nachvollziehbar.

9.2 Schwächen dieser Arbeit

Bei der vorliegenden Arbeit können nicht alle verwendeten Daten auf eine ausreichend gute Datengrundlage zurückgeführt werden. Aus diesem Grund mussten viele Daten geschätzt werden, bzw. näherungsweise aus Mittelwerten von vorliegenden Daten bestimmt werden. Des Weiteren sind einige Daten sehr sensitiv und verändern sich je Influenza-Saison. Darunter fallen beispielsweise die angegebenen Inzidenzen. Daher lässt sich nicht sicher sagen, ob die hier verwendeten Daten tatsächlich den realen Kosten und Tatsachen entsprechen.

Zudem konnten einige Aspekte bei der Betrachtung der Kosten nicht berücksichtigt werden. Deshalb kann aufgrund von fehlenden Datengrundlagen kein Anspruch auf Vollständigkeit erhoben werden. Nicht berücksichtigt wurden die durch Pflegebedürftigkeit entstehenden Kosten, die Kosten für den Arbeitsausfall von Arbeitnehmern ohne Arbeitsunfähigkeitsbescheinigung, Selbstständigen und Arbeitnehmern über 60 Jahren. Ebenfalls nicht berücksichtigt wurden die Kosten, die durch influenza-assoziierte Todesfälle entstehen. Bei vorliegenden Daten zum Alter der Verstorbenen, wäre es möglich gewesen diese Kosten in Form von ausbleibender Arbeitsproduktivität bis zum durchschnittlichen Renteneintritt einzubeziehen.

Abschließend ist zu beachten, dass die Entscheidung ob die Grippeschutzimpfung sinnvoll oder nicht sinnvoll ist, hier lediglich auf Grundlage einer ökonomischen Betrachtung getroffen wurde. Dabei bleiben ethische Aspekte unberücksichtigt. Aus dieser Sicht soll keine Bewertung erfolgen, da aus ethischer Sicht eine verhinderte Erkrankung nicht mit monetären Kosten verrechnet werden kann.

---

[91] Vgl. Stoppacher (2008), S. 72.

10. Literaturverzeichnis

Astra-Zeneca (2015): ISK-Report 2015. Influenzaschutz für Kinder. Online verfügbar unter: http://www.fluenz-tetra.de/sites/all/themes/fluenztetra/download/isk-report-2015.pdf [Letzter Aufruf: 15.10.2016, 10:12 Uhr]

Bundesamt für Gesundheit (BAG) Schweiz (2016): Impfen gegen Grippe. Unerwünschte Nebenwirkungen. Online verfügbar unter: http://www.impfengegengrippe.ch/de-ch/impfung/nebenwirkungen.html [Letzter Aufruf: 15.10.2016, 09:58 Uhr]

Bundesanstalt für Arbeitsschutz und Arbeitsmedizin (2016): Volkswirtschaftliche Kosten durch Arbeitsunfähigkeit 2014. Online verfügbar unter: http://www.baua.de/de/Informationen-fuer-die-Praxis/Statistiken/Arbeitsunfaehigkeit/pdf/Kosten-2014.pdf?__blob=publicationFile&v=4 [Letzter Aufruf: 15.10.2016, 09:26 Uhr]

Bundesministerium für Gesundheit (2014): Arbeitsunfähigkeit: Fälle und Tage nach Diagnosen. 2014. Ergebnisse der Krankheitsartenstatistik der gesetzlichen Kranken-versicherung. Online verfügbar unter: http://www.bmg.bund.de/fileadmin/dateien/Downloads/Statistiken/GKV/Geschaeftsergebniss e/160411_AU_nach_Diagnosen_2014.pdf [Letzter Aufruf: 14.10.2016, 18:53 Uhr]

Bundesministerium für Gesundheit (2016): Arzneimittel: Die wichtigsten Regelungen für Zuzahlung und Erstattung im Überblick. Online verfügbar unter: http://www.bmg.bund.de/themen/krankenversicherung/arzneimittelversorgung/zuzahlung.html [Letzter Aufruf: 14.10.2016, 18:45 Uhr]

Bundeszentrale für gesundheitliche Aufklärung (2015): Factsheet – Sicherheit und Wirksamkeit der Grippeimpfung. Online verfügbar unter: http://www.impfen-info.de/impfempfehlungen/fuer-erwachsene/grippe-influenza/infektion/?tx_dotdownload_pi1%5BFileUid%5D=2946&tx_dotdownload_pi1%5B action%5D=download&tx_dotdownload_pi1%5Bcontroller%5D=Download [Letzter Aufruf: 15.10.2016, 09:42 Uhr]

Bundeszentrale für politische Bildung (2012): Bevölkerung nach Altersgruppen und Geschlecht. Online verfügbar unter: http://www.bpb.de/nachschlagen/zahlen-und-fakten/soziale-situation-in-deutschland/61538/altersgruppen [Letzter Aufruf: 15.10.2016, 10:16 Uhr]

Deutsche Apotheker Zeitung (2015): Grippeimpfstoffe der Saison 2015/2016. Wahl zwischen wirksam und rabattiert? Online verfügbar unter: https://www.deutsche-apotheker-zeitung.de/news/artikel/2015/10/05/wahl-zwischen-wirksam-und-rabattiert [Letzter Aufruf: 15.10.2016, 10:59 Uhr]

DRG Research Group Universitätsklinikum Münster (2016): Webgrouper mit Grouping Engine GetDRG der Gesellschaft für den Einsatz offener Systeme mbH (GEOS). Online verfügbar unter:
http://drg.uni-muenster.de/index.php?option=com_webgrouper&view=webgrouper&Itemid=112
[Letzter Aufruf: 15.10.2016, 09:06 Uhr]

Icks, A. et al. (2010): Methoden der gesundheitsökonomischen Evaluation in der Versorgungsforschung. In: Gesundheitswesen. 72. S. 917–933.

IWW Institut für Wissen in der Wirtschaft (2011): Abrechnungsberatung. Grippe-Impfung – nutzen Sie das Zusatzhonorar. In: AAA Abrechnung aktuell (Ärzte). Ausgabe 10/2011. Online verfügbar unter:
http://www.iww.de/aaa/praxisfaelle/abrechnungsberatung-grippe-impfung-nutzen-sie-das-zusatzhonorar-f20987
[Letzter Aufruf: 15.10.2016, 11:06 Uhr]

Kassenärztliche Vereinigung Baden-Württemberg (2016): Regionale Gebührenordnungspositionen Quartal 3-2016. Online verfügbar unter:
https://www.kvbw-admin.de/api/download.php?id=2482
[Letzter Aufruf: 15.10.2016, 08:51 Uhr]

Kassenärztliche Vereinigung Berlin (2016): Vereinbarung über die Durchführung von Schutzimpfungen im Land Berlin. Online verfügbar unter:
https://www.kvberlin.de/20praxis/60vertrag/10vertraege/impfen/impf_vb_kkn_16.pdf
[Letzter Aufruf: 15.10.2016, 08:58 Uhr]

Kassenärztliche Vereinigung Brandenburg (2015): Impfvereinbarung. Online verfügbar unter:
https://www.kvbb.de/fileadmin/kvbb/dam/Praxis/KVBBVertraege/aktuell/verbaende_kranken kassen/1.17._Impfvereinbarung_4NT.pdf
[Letzter Aufruf: 15.10.2016, 08:55 Uhr]

Kassenärztliche Vereinigung Bremen (2016): Impfziffern. Online verfügbar unter:
https://www.kvhb.de/sites/default/files/impfziffern.pdf
[Letzter Aufruf: 15.10.2016, 09:02 Uhr]

Kassenärztliche Vereinigung Hamburg (2016): Impfen: Dokumentations- und Abrechnungsnummern. Stand 06.02.2016. Online verfügbar unter:
http://www.kvhh.net/media/public/db/media/1/2012/08/517/abrechnungsziffernimpfenstand0 6.02.2016.pdf
[Letzter Aufruf: 15.10.2016, 11:14 Uhr]

Kassenärztliche Vereinigung Hessen (2016): Anlage zur Impfvereinbarung. Online verfügbar unter:
https://www.kvhessen.de/fileadmin/media/documents/Mitglieder/Publikationen/info.pharm/in fopharm_2-2016_Anlage_Impfvereinbarung.pdf
[Letzter Aufruf: 15.10.2016, 11:10 Uhr]

Kassenärztliche Vereinigung Niedersachsen (2016): Aufstellung der KV-internen Gebührenordnungsnummern in Niedersachsen. Online verfügbar unter: http://www.kvn.de/Praxis/Abrechnung/KVN-interne-Gebuehrenordnungsnummern/binarywriterservlet?imgUid=5077065d-f903-c151-e581-fee3b8ff6bcb&uBasVariant=11111111-1111-1111-1111-111111111111
[Letzter Aufruf: 15.10.2016, 11:16 Uhr]

Kassenärztliche Vereinigung Nordrhein (2014a): Influenza-Impfung – Infos zum Abrechnen und Verordnen. In: KVNO aktuell - Magazin der Kassenärztlichen Vereinigung Nordrhein. 9+10/2014. S. 13-16. Online verfügbar unter: https://www.kvno.de/downloads/kvno_aktuell/kvno_aktuell_14_10.pdf
[Letzter Aufruf: 15.10.2016, 10:49 Uhr]

Kassenärztliche Vereinigung Nordrhein (2014b): VIN – VerordnungsInfo Nordrhein. Grippeimpfstoff in der Saison 2014/15: Xanaflu®. Online verfügbar unter: https://www.kvno.de/downloads/newsletter/vin/VIN_05_2014.pdf
[Letzter Aufruf: 15.10.2016, 10:54 Uhr].

Kassenärztliche Vereinigung Saarland (2016): Leistungs- und Vergütungsverzeichnis "Schutzimpfungen" ab 01.01.2016. Online verfügbar unter: https://www.kvsaarland.de/documents/10184//480787//Abrechnungsziffern+von+Schutzimpf ungen+ab+dem+1.+Quartal+2016
[Letzter Aufruf: 15.10.2016, 10:45 Uhr]

Kassenärztliche Vereinigung Sachsen (2015): Impfvereinbarung Sachsen – Satzungsleistungen. Online verfügbar unter: http://www.kvs-sachsen.de/mitglieder/impfen/aktuelles/imfpvereinbarung-sachsen-satzungsleistungen/
[Letzter Aufruf: 15.10.2016, 10:43 Uhr]

Kassenärztliche Vereinigung Sachsen-Anhalt (2014): Übersicht der Dokumentationsnummern und Preise gemäß Impfvereinbarung. Online verfügbar unter: http://www.kvsa.de/fileadmin/user_upload/PDF/Praxis/Verordnungsmanagement/14.03.27_A brechnungsziffern_Preise.pdf
[Letzter Aufruf: 15.10.2016, 10:38 Uhr]

Kassenärztliche Vereinigung Schleswig-Holstein (2016): Ergänzungsvereinbarung zur Impfvereinbarung von Schutzimpfungen. Online verfügbar unter: https://www.kvsh.de/db2b/upload/downloads/Impfvereinbarung_2016_01_01.pdf
[Letzter Aufruf: 15.10.2016, 10:34 Uhr]

Kassenärztliche Vereinigung Thüringen (2015). Aktuelle Vergütung/Dokumentations-nummern – Anlage 2 zur Impfvereinbarung. Online verfügbar unter: http://www.kv-thueringen.de/mitglieder/vertraege/i/impfvereinbarung/00_0-aktuelle-verguet-anl-2.pdf
[Letzter Aufruf: 15.10.2016, 10:29 Uhr]

Kassenärztliche Vereinigung Westfalen-Lippe (2016): Impfvereinbarung für Westfalen-Lippe Dokumentationsnummern und Vergütungen. Online verfügbar unter: https://www.kvwl.de/arzt/recht/kvwl/impfen/schutzimpfung_anhang.pdf [Letzter Aufruf: 15.10.2016, 10:26 Uhr]

Landesärztekammer Baden-Württemberg (2002): Gebührenordnung für Ärzte (GOÄ) vom 9. Februar 1996. Stand: 01.01.2002. Online verfügbar unter: https://www.aerztekammer-bw.de/10aerzte/42goae/volltext.pdf [Letzter Aufruf: 14.10.2016, 18:36 Uhr]

Robert-Koch-Institut (RKI) – Arbeitsgemeinschaft Influenza (AGI) (2008): Abschlussbericht der Influenzasaison 2007/08, Berlin. Online verfügbar unter: https://influenza.rki.de/Saisonberichte/2007.pdf [Letzter Aufruf: 14.10.2016, 16:50 Uhr]

Robert-Koch-Institut (RKI) - Arbeitsgemeinschaft Influenza (AGI) (2010): Bericht zur Epidemiologie der Influenza in Deutschland. Saison 2009/10. Robert-Koch-Institut: Berlin. Online verfügbar unter: https://influenza.rki.de/Saisonberichte/2009.pdf [Letzter Aufruf: 14.10.2016, 16:50 Uhr]

Robert-Koch-Institut (RKI) - Arbeitsgemeinschaft Influenza (AGI) (2011): Bericht zur Epidemiologie der Influenza in Deutschland. Saison 2010/11. Robert-Koch-Institut: Berlin. Online verfügbar unter: https://influenza.rki.de/Saisonberichte/2010.pdf [Letzter Aufruf: 14.10.2016, 16:50 Uhr]

Robert-Koch-Institut (RKI) - Arbeitsgemeinschaft Influenza (AGI) (2012): Bericht zur Epidemiologie der Influenza in Deutschland. Saison 2011/12. Robert-Koch-Institut: Berlin. Online verfügbar unter: https://influenza.rki.de/Saisonberichte/2011.pdf [Letzter Aufruf: 14.10.2016, 16:56 Uhr]

Robert-Koch-Institut (RKI) - Arbeitsgemeinschaft Influenza (AGI) (2013): Bericht zur Epidemiologie der Influenza in Deutschland. Saison 2012/13. Robert-Koch-Institut: Berlin. Online verfügbar unter: https://influenza.rki.de/Saisonberichte/2012.pdf [Letzter Aufruf: 14.10.2016, 16:59 Uhr]

Robert-Koch-Institut (RKI) - Arbeitsgemeinschaft Influenza (AGI) (2014): Bericht zur Epidemiologie der Influenza in Deutschland. Saison 2013/14. Robert-Koch-Institut: Berlin. Online verfügbar unter: https://influenza.rki.de/Saisonberichte/2013.pdf [Letzter Aufruf: 14.10.2016, 17:05 Uhr]

Robert-Koch-Institut (RKI) - Arbeitsgemeinschaft Influenza (AGI) (2015a): Bericht zu Epidemiologie der Influenza in Deutschland .Saison 2014/15. Robert-Koch-Institut: Berlin. Online verfügbar unter: https://influenza.rki.de/Saisonberichte/2014.pdf
[Letzter Aufruf: 14.10.2016, 16:33 Uhr]

Robert-Koch-Institut (RKI) (2015b): Wissens- und Impflücken vor der Influenzasaison 2015/2016. Gemeinsame Pressemitteilung der Bundeszentrale für gesundheitliche Aufklärung, des Paul-Ehrlich-Instituts und des Robert Koch-Instituts. Online verfügbar unter: https://www.rki.de/DE/Content/Service/Presse/Pressemitteilungen/2015/07_2015.html
[Letzter Aufruf: 15.10.2016, 09:48 Uhr]

Robert-Koch-Institut (RKI) (2016a): Empfehlungen der Ständigen Impfkommission (STIKO) am Robert Koch-Institut – 2016/2017. In: Epidemiologisches Bulletin 34/2016. Online verfügbar unter:
http://www.rki.de/DE/Content/Infekt/EpidBull/Archiv/2016/Ausgaben/34_16.pdf?__blob=pu blicationFile
[Letzter Aufruf: 15.10.2016, 10:03 Uhr]

Robert-Koch-Institut (RKI) (2016b): Saisonale Influenzaimpfung: Häufig gestellte Fragen und Antworten: Wie viele Menschen lassen sich gegen die saisonale Influenza impfen? Online verfügbar unter:
 https://www.rki.de/SharedDocs/FAQ/Impfen/Influenza/faq_ges.html
[Letzter Aufruf: 15.10.2016, 10:22 Uhr]

Statista GmbH (2016): Bevölkerung - Zahl der Einwohner in Deutschland nach Altersgruppen am 31. Dezember 2015 (in Millionen). Online verfügbar unter:
https://de.statista.com/statistik/daten/studie/1365/umfrage/bevoelkerung-deutschlands-nach-altersgruppen/
[Letzter Aufruf: 15.10.2016, 10:07 Uhr]

Statistisches Bundesamt (2010): Alleinerziehende in Deutschland. Ergebnisse des Mikrozensus 2009. Begleitmaterial zur Pressekonferenz am 29. Juli 2010 in Berlin. Online verfügbar unter:
https://www.destatis.de/DE/PresseService/Presse/Pressekonferenzen/2010/Alleinerziehende/p ressebroschuere_Alleinerziehende2009.pdf?__blob=publicationFile
[Letzter Aufruf: 15.10.2016, 09:19 Uhr]

Statistisches Bundesamt (2012): Vereinbarkeit von Familie und Beruf. Ergebnisse des Mikrozensus 2010. Online verfügbar unter:
https://www.destatis.de/DE/Publikationen/WirtschaftStatistik/Bevoelkerung/VereinbarkeitFa milieBeruf_112.pdf?__blob=publicationFile
[Letzter Aufruf: 15.10.2016, 09:36 Uhr]

Statistisches Bundesamt (2016a): Bevölkerung und Erwerbstätigkeit. Haushalte und Familien. Ergebnisse des Mikrozensus. 2015. Fachserie 1. Reihe 3. Online verfügbar unter: https://www.destatis.de/DE/Publikationen/Thematisch/Bevoelkerung/HaushalteMikrozensus/ HaushalteFamilien2010300157004.pdf?__blob=publicationFile [Letzter Aufruf: 15.10.2016, 09:13 Uhr]

Statistisches Bundesamt (2016b): Krankheitskostenrechnung- Krankheitskosten in Mio. € für Deutschland. Gliederungsmerkmale: Jahre, Geschlecht, ICD10, Einrichtung. Dokumentationsstand: 18.05.2016. Gestaltbare Tabelle. Online erstellt unter: http://www.gbe-bund.de/oowa921- install/servlet/oowa/aw92/WS0100/_XWD_PROC?_XWD_502/5/XWD_CUBE.DRILL/_X WD_530/D.946/14366 [Letzter Aufruf: 14.10.2016, 17:19 Uhr]

Stoppacher, A. (2008): Kosten-Effektivitäts-Analyse der Influenza-Impfung in Österreich. Medizinische Universität Graz. Online verfügbar unter: http://www.hauptverband.at/cdscontent/load?contentid=10008.564471&version=1391184564 [Letzter Aufruf: 14.10.2016, 14:49 Uhr]

Turner, D. et al. (2003): Systematic review and economic decision modelling for the prevention and treatment of influenza A and B. Appendix 13 - Probability of antibiotic use. In: Health Technology Assessment 2003. Vol. 7. No. 35.

11. Abbildungsverzeichnis

Abb. 1: Vergleich Kosten mit und ohne Grippeschutzimpfung 0-14 Jahre: Eigene Darstellung.

Abb. 2: Kosten pro verhinderter Erkrankung in Abhängigkeit von den Impfkosten 0-14 Jahre: Eigene Darstellung.

Abb. 3: Vergleich Kosten mit und ohne Grippeschutzimpfung 15-59 Jahre: Eigene Darstellung.

Abb. 4: Kosten pro verhinderter Erkrankung in Abhängigkeit von der Impfeffektivität 15-59 Jahre: Eigene Darstellung.

Abb. 5: Vergleich Kosten mit und ohne Grippeschutzimpfung ab 60 Jahre: Eigene Darstellung.

Abb. 6: Kosten pro verhinderter Erkrankung in Abhängigkeit von den Impfkosten ab 60 Jahre: Eigene Darstellung.

12. Tabellenverzeichnis

Tabelle 1: Kosten für ambulante Behandlungen nach Altersgruppen:
Eigene Darstellung.

Tabelle 2: Impfquoten und absolute Zahlen an Impfung in verschiedenen Altersgruppen:
Eigene Darstellung.

Tabelle 3: Impfvereinbarungen zur Vergütung von Grippeschutzimpfungen:
Eigene Darstellung.

Tabelle 4: Anzahl Personen je Altersgruppe ohne Impfschutz:
Eigene Darstellung.

Tabelle 5: Effekt durch verhinderte ambulante Behandlungen:
Eigene Darstellung.

Tabelle 6: Effekt durch verhinderte stationäre Behandlungen:
Eigene Darstellung.

Tabelle 7: Effekt durch verhinderte Arbeitsunfähigkeiten:
Eigene Darstellung.

Tabelle 8: Kosten und eingesparte Kosten durch Grippeschutzimpfung 2014/15:
Eigene Darstellung.

Tabelle 9: Kosten-Effektivitäts-Analyse 2014/15:
Eigene Darstellung.

Tabelle 10: Parameter für Kosten-Effektivitätsanalyse 0-14 Jahre:
Eigene Darstellung.

Tabelle 11: Kosten-Effektivitäts-Analyse 0-14 Jahre:
Eigene Darstellung.

Tabelle 12: Parameter für Kosten-Effektivitäts-Analyse 15-59 Jahre:
Eigene Darstellung.

Tabelle 13: Kosten-Effektivitäts-Analyse 15-59 Jahre:
Eigene Darstellung.

Tabelle 14 Parameter für Kosten-Effektivitäts-Analyse ab 60 Jahre:
Eigene Darstellung.

Tabelle 15: Kosten-Effektivitäts-Analyse ab 60 Jahre:
Eigene Darstellung.

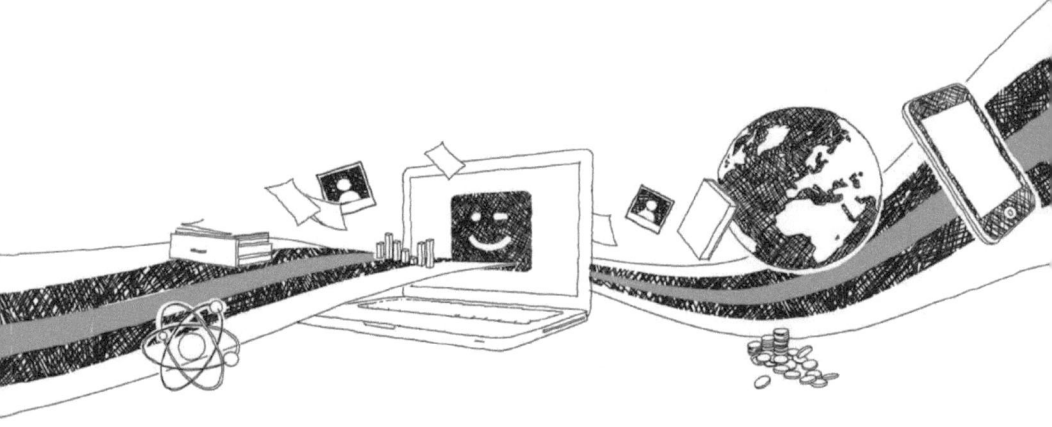
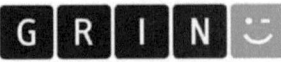